DU

BANDAGE OUATÉ SILICATÉ

(OCCLUSION INAMOVIBLE)

APPLIQUÉ A LA CAMPAGNE

DANS LES FRACTURES ET LUXATIONS COMPLIQUÉES

PAR

Le Dr David BOREL

Ancien interne des hôpitaux de Lyon
Membre correspondant de la Société des Sciences médicales de la même ville.

LYON
ASSOCIATION TYPOGRAPHIQUE
F. PLAN, rue de la Barre, 12

—

1884

DU

BANDAGE OUATÉ SILICATÉ

(OCCLUSION INAMOVIBLE)

APPLIQUÉ A LA CAMPAGNE

DANS LES FRACTURES ET LUXATIONS COMPLIQUÉES

PAR

Le Dʳ David BOREL

Ancien interne des hôpitaux de Lyon
Membre correspondant de la Société des Sciences médicales de la même ville.

LYON

ASSOCIATION TYPOGRAPHIQUE

F. PLAN, rue de la Barre, 12

1884

DU BANDAGE OUATÉ SILICATÉ

(OCCLUSION INAMOVIBLE)

APPLIQUÉ A LA CAMPAGNE

DANS LES FRACTURES ET LUXATIONS COMPLIQUÉES

(Ce travail a été lu à la Société des Sciences médicales en mai 1884)

En 1871, M. Viennois fit connaître les modifications essentielles apportées par M. Ollier au bandage ouaté d'Alphonse Guérin, et qui consistait dans l'addition de l'immobilité à l'occlusion (occlusion inamovible). M. Ollier en fit l'objet d'une communication importante au Congrès de Lyon du mois de septembre 1872. Il montra tout le parti qu'il en avait tiré à l'Hôtel-Dieu, et fit comprendre les avantages que présentait cette méthode pour la chirurgie des armées.

Avant le pansement de Lister, l'occlusion était le plus sûr moyen de prévenir les complications nosocomiales; mais sans l'immobilité, l'occlusion ne combattait pas la douleur et n'empêchait pas l'inflammation ni ses consé= quences. De même aujourd'hui, dans les solutions de con- tinuité des membres, que serait le pansement de Lister sans l'immobilité? Ce pansement, actuellement indispen- sable dans les hôpitaux, est à peu près inutile à la cam- pagne. Aussi me suis-je contenté de faire de l'occlusion inamovible. Pour être exact, je dois noter que mes bandages ont été presque toujours ouverts au niveau de la plaie vers la fin de la première quinzaine, mais sans nuire en rien à l'immobilité appliquée dès le début.

Cette façon de procéder a été, je crois, pour beaucoup dans les heureux résultats consignés dans les observations suivantes.

Après avoir donné le résumé des neuf cas les plus graves que j'aie observés et fait quelques réflexions sur la méthode employée, je dirai quelques mots de son application au point de vue pratique.

OBSERVATION I.

Luxation du pied gauche en dehors, diastasis, issue de la malléole interne, fracture sus-malléolaire du péroné.

L'auteur de ce travail est lui-même le sujet de l'observation.

37 ans, pas d'antécédents pathologiques. Je saute de ma voiture pour arrêter un cheval en train de ruer et lancé au galop. Mon pied gauche atteint le premier le sol, tandis que mon pied droit est retenu un instant en l'air par la guide du cheval à laquelle il s'est accroché. Le pied gauche appliqué sur le sol par le poids du corps ne peut suivre celui-ci, emporté violemment dans la direction du cheval par la vitesse acquise. Il se produit un déchirement de tous les ligaments internes de l'articulation tibio-tarsienne; la peau elle-même, distendue outre mesure, se fend à 4 centimètres au-dessus de la jointure; la malléole fait issue à travers cette ouverture qui n'a pas

moins de 6 centimètres de longueur ; en même temps le péroné se fracture à quelque distance de la malléole. La réduction fut difficile et douloureuse ; on installa un appareil à irrigation continue. Le membre était maintenu par des coussinets et une attèle interne ; les douleurs étaient atroces. Je ne réussissais à les calmer qu'en faisant verser d'une façon continue des arrosoirs pleins d'eau froide sur ma jointure.

Le lendemain de l'accident, j'eus la bonne fortune de voir arriver auprès de moi M. le docteur Ollier qui, après éthérisation, m'appliqua le bandage ouaté-silicaté ; ce fut d'abord pour moi le soulagement, ce fut ensuite la conservation de mon membre et de la vie. Il fut assisté dans l'opération par MM. les docteurs Reboul, Chalvet et Seguy, auxquels je dois une large part de reconnaissance pour les soins qu'ils m'ont prodigués. Une énorme quantité de coton fut employée, le membre fut immobilisé jusqu'au bassin exclusivement, et des attèles en fil de fer donnèrent au bandage une solidité immédiate.

A partir de ce moment, les douleurs devinrent supportables. Elles résultaient plutôt du décubitus dorsal continuel, de l'impossibilité absolue de faire le moindre mouvement, que de la lésion articulaire. Mes confrères et moi craignions le développement de l'arthrite ; mais le thermomètre et le pouls, consultés tous les jours, n'indiquèrent aucune complication. Le quinzième jour, cependant, je souffrais plus que d'habitude, je fis faire une fenêtre au niveau de la plaie, située, comme je l'ai dit, bien au-dessus de l'articulation ; il y avait un peu de pus.

Toutes les deux ou trois heures je fis appliquer un cataplasme laudanisé. La plaie était fermée vingt-cinq jours après.

C'est ici le moment de signaler un fait qui montre, une fois de plus, combien l'immobilité atténue la gravité des plaies articulaires : à la partie antérieure de mon articulation malade, tout près de la malléole interne, existait une tumeur fluctuante du volume d'une grosse amande, un peu douloureuse, recouverte d'une peau légèrement rouge : on crut à un abcès et je fus le premier à en réclamer l'ouverture immédiate. L'incision fut faite, une sonde cannelée introduite à la recherche du pus. Elle pénétra dans l'articulation, mais sans en amener une goutte. Pouvait-il en être autrement ? on avait incisé le point où la synoviale distendue par un peu d'épanchement intra-articulaire avait soulevé la peau. Malgré tout, l'arthrite ne se produisit pas. Cette opération malheureuse n'eut pas la moindre suite fâcheuse.

Deux mois après mon accident, je commençais à marcher avec des béquilles. Les mouvements artificiels furent conseillés par M. Ollier au bout du premier mois. On sortait le membre du bandage pour l'y remettre immédiatement après avoir tenté quelques légers mouvements. Les douleurs étaient très vives, mais la remise dans l'appareil et le décubitus horizontal amenaient le soulagement immédiat. Les mouvements artificiels, et plus tard les mouvements forcés, furent continués deux fois par jour pendant *deux ans*. Trois saisons de suite ils furent combinés à Aix-les-Bains, avec la douche, au massage suivi immédiatement après d'une marche forcée pendant laquelle, à chaque pas, j'exagérais de toutes mes forces le mouvement de flexion de la jambe sur le pied. Après avoir ainsi maltraité mon articulation tous les matins pendant une heure au moins, il fallait encore revenir à l'immobilité. Je passais le reste de la journée dans le décubitus horizontal, sans faire faire à ma jointure le moindre mouvement.

En résumé, depuis près de quatre ans, je ne boite plus, et je puis faire de longues courses à pied.

Les mouvements d'extension du pied sur la jambe, les mouvements de latéralité sont aussi étendus du côté malade que du côté sain ; seul, le mouvement de flexion est plus limité. L'angle formé par la surface plantaire et l'axe de la jambe est de 86° environ. Je n'ai jamais de douleurs dans ma jointure, quoique je sois un peu rhumatisant. La fatigue seule amène quelque gêne, un sentiment de pesanteur et un peu de distension de la synoviale.

OBSERVATION II.

Luxation du coude en dehors ; issue de l'extrémité inférieure de l'humérus.

Le 23 août 1876, le jeune Couriol (Lucien), âgé de quatorze ans, fait une chute de voiture sur le membre antérieur droit. Je fus appelé à lui donner des soins avec mon confrère, et ami le docteur Brémont, de Montmeyran (Drôme). Nous constatâmes : 1° une plaie de 5 centimètres de longueur à la partie externe et un peu antérieure de la région du coude ; 2° l'issue à travers la plaie de l'extrémité articulaire de l'humérus, accompagnée seulement d'un vaisseau du volume de la radiale, qui contournait l'épitrochlée comme une poulie. Ce vaisseau était exsangue.

La luxation fut réduite avec beaucoup de difficulté pendant le sommeil anesthésique, des mouvements de flexion et d'extension furent imprimés au membre afin qu'on fût bien sûr de l'exactitude de la réduction. Le membre fut aussitôt placé dans un énorme bandage silicaté, embrassant à la fois le membre malade et la poitrine. Tout se passa très simplement. Le peu de fièvre et de douleur qui se produisit permit au malade de s'alimenter dès les premiers jours.

Le huitième jour, une large ouverture fut faite au bandage au niveau de la plaie, qui suppura modérément pendant quinze jours. A la fin de septembre, le bandage fut enlevé, la plaie était cicatrisée. On remit un autre bandage, l'articulation était encore très douloureuse quand on lui imprimait des mouvements, le gonflement était modéré.

Le 1er novembre, l'enfant fut débarrassé de tout appareil; malheureusement, comme il demeurait à plusieurs kilomètres de notre habitation, il a été impossible de le surveiller et d'exiger des parents, peu fortunés du reste, les moyens propres à rétablir les fonctions de son articulation.

Actuellement, il y a ankylose fibreuse à angle droit. La cupule du radius paraît soudée au cubitus, mais la cavité articulaire n'est pas effacée, car on peut imprimer quelques légers mouvements à l'articulation. Je crois qu'un traitement bien dirigé eût pu ramener, en partie du moins, les fonctions du membre lésé.

Observation III.

C'est avec le Dr Romain, de Valence, que nous avons soigné la malade qui a été l'objet de l'observation suivante :

Mlle B..., 18 ans, tousse depuis plusieurs années et a eu
des hémoptysies. J'ai donné des soins à son frère, mort, il
y a quelques années, de tuberculose pulmonaire et périto-
néale.

Le 3 août 1877, Mlle B... voulant prendre un livre au
plus haut rayon d'une bibliothèque, le meuble se renverse
sur elle, la corniche heurte violemment la partie moyenne
de la jambe et fait une large plaie, par laquelle sort le fragment supérieur du tibia dans une étendue approximative
de deux centimètres ; réduction facile sous l'influence du
chloroforme ; tampon de coton sec appliqué sur la plaie ;
bandage remontant jusqu'au bassin exclusivement. En
remplacement des attèles en fil de fer que nous n'avions
pas sous la main, et pour donner au bandage une solidité
immédiate, nous plaçâmes le membre dans une sorte de
gouttière en bois que mon confrère avait fait préparer pour
la circonstance.

Le pouls et la température furent pris chaque jour. Il ne
survint pas la moindre complication. Le vingtième jour,
par curiosité, nous incisâmes le bandage au niveau de la
plaie. Le coton que nous y avions appliqué était adhérent
et imprégné de sang desséché ; il n'y avait pas trace de pus.
Nous remîmes tout en place, et le 22 octobre la consolidation était parfaite. Les fonctions du membre se sont com-
plètement rétablies au bout de quelques semaines.

OBSERVATION IV.

Gueyrand, cultivateur à Charpey (Drôme), 48 ans, bonne
constitution.

Le 7 mai 1878, Gueyrand reçoit un coup de pied de

cheval qui lui fracture le tibia en deux points : première fracture à 8 centimètres du genou, deuxième fracture à 17 centimètres du genou. La direction du fragment est oblique de haut en bas et de dedans en dehors ; son extrémité inférieure perfore la peau, mais sans la dépasser ; son extrémité supérieure fait une assez forte saillie sous la peau contusionnée et ecchymosée à ce niveau, mais ne la perfore pas. J'extrais quelques caillots avec le doigt, je refoule l'extrémité du fragment après m'être assuré qu'il n'existe pas d'esquilles, je fais tant bien que mal la réduction au moyen de tractions assez violentes, je me hâte d'appliquer le bandage sans tenir compte de la plaie que je ferme au moyen d'un tampon imbibé d'un peu d'huile. Je comptais bien combattre la déformation et le raccourcissement plus tard. Je n'hésitai pas à porter un pronostic fort grave, car je n'avais pas l'espoir de voir guérir une pareille fracture sans complications. Il n'en fut rien ; pas de fièvre, très peu de douleur, excepté la première nuit ; je marchai de surprises en suprises ; je n'eus point de suppuration. Vers le douzième jour, je commençai les tractions continues pour obvier au raccourcissement que je redoutais.

Le 7 juin, j'enlevai le coton desséché qui recouvrait la plaie, je refis mon bandage, je constatai qu'il n'y avait presque pas de consolidation : nous étions au deuxième mois, je continuai mes tractions.

Le 29 juillet, trois mois environ après l'accident, je fis un nouveau bandage ; le cal n'était pas solide ; ce ne fut que le 20 septembre, c'est-à-dire quatre mois et demi après l'accident, que le dernier bandage fut enlevé. Je ne pus permettre au malade de se porter sur sa jambe que vers le sixième mois. Actuellement, Queyrand se livre à tous les travaux pénibles de la campagne ; il boite et a la jambe un peu incurvée en dedans, avec un raccourcissement de quatre centimètres.

Observation V.

Lapalud, de Barcelonne, près Chabeuil, manœuvre, 45 ans, homme extrêmement robuste.

Entré à l'hôpital de Chabeuil le 7 juin 1874. L'explosion d'une mine a projeté le bourroir (tige de fer d'un poids considérable) contre la jambe de cet homme. La violence du choc, qui a porté sur la jambe droite, l'a rejeté à deux mètres au moins de l'endroit où il se trouvait.

Je constate une fracture double du tibia à sa partie moyenne : le fragment a environ six centimètres, il est placé à peu près transversalement et ses deux extrémités correspondent à deux plaies à travers lesquelles on sent l'os à nu.

Je fis des efforts considérables pour ramener le fragment dans la direction du membre. Deux tiges de fer, agissant en sens différent, furent introduites dans chaque plaie, et par une pression vigoureuse sur chaque extrémité du fragment, la réduction fut obtenue, mais incomplètement ; pendant ces manœuvres, on faisait une extension vigoureuse du membre. Le bandage fut appliqué immédiatement, et dès qu'il fut bien sec, je pratiquai de larges fenêtres au niveau de la fracture. Il s'établit de la suppuration au niveau des plaies, quelques petits fragments osseux se détachèrent, mais il n'y eut pas d'abcès et une incision ne fut jamais nécessaire ; je fis de l'extension continue, mais sans grand résultat. Les plaies, au bout de deux mois, furent cicatrisées, mais ce ne fut que le septième mois que le cal fut vraiment solide.

Actuellement, le malade a repris son travail pénible de terrassier ; son membre est raccourci de cinq centimètres, incurvé en dedans et légèrement atrophié ; à sept centimètres de distance en dedans et en dehors, vers la partie moyenne du membre, se voient les cicatrices des deux plaies par où le fragment faisait saillie. L'articulation du genou fait entendre des craquements pendant les mouvements. L'articulation tibio-tarsienne présente aussi de la raideur et des craquements. Il va sans dire que le malade boite, mais il supporte toutes les fatigues de sa profession.

Observation VI.

Mme Eymard, de Chabeuil, 80 ans. Constitution détériorée par l'âge, la mauvaise nourriture et les excès de travail.

Le 27 mars 1878, chute en descendant un escalier en pierre. Fracture directe de la malléole externe de la jambe droite avec plaie de six centimètres dirigée obliquement de haut en bas et d'arrière en avant. Le doigt introduit dans la plaie pénètre entre les deux fragments, dont l'inférieur est mobile.

Eu égard à l'âge de la malade, à sa faiblesse générale, à l'ouverture possible de l'articulation et à son voisinage, je fis part à la famille de toutes mes craintes et mon pronostic fut des plus graves.

J'immobilisai dans le bandage ouaté et j'attendis patiemment l'arrivée d'accidents que je considérais comme certains. Le pouls ne dépassa jamais 85 et la température ne s'éleva pas au-dessus de 38°.

Le 27 avril, je voulus voir la plaie et vérifier la position des fragments. Mon étonnement fut grand quand je trouvai la plaie en voie de cicatrisation sous le tampon de coton durci par le sang desséché.

Je refermai mon bandage pour ne l'enlever définitivement que le 27 juin, c'est-à-dire trois mois après l'accident.

Tout s'était passé comme pour une fracture simple, la claudication est à peine sensible.

OBSERVATION VII.

Romasini, 20 ans, garçon d'écurie à Moutelier (Drôme), reçoit, le 25 novembre 1874, un coup de pied de mulet à la partie moyenne de la jambe. Le fragment inférieur du tibia fait issue à travers une plaie de cinq centimètres, perpendiculaire à l'axe du membre. La réduction fut fort pénible, n'ayant à ma disposition ni éther ni chloroforme. Je fus obligé d'introduire une forte tige de fer entre les deux fragments et de m'en servir comme levier. Grâce à cette manœuvre, l'os fut parfaitement réduit, je sortis quelques caillots et j'appliquai, après avoir bien nettoyé la plaie, un bon tampon de coton sec que je moulai bien sur le membre. Le bandage inamovible fut appliqué par dessus. Le malade fut mis à la diète un jour seulement. Il ne souffrit que la première nuit; l'appétit revint au bout de trois jours et tout se passa sans le moindre accident. Le 40ᵉ jour, la cicatrisation de l'os et des parties molles était achevée. Il n'y avait pas eu une goutte de pus.

Je n'avais pas ouvert le bandage jusqu'à ce moment-là, étant parfaitement rassuré sur l'état de la fracture ; cependant je voulus vérifier la solidité du cal ; aussi, appuyant la jambe fracturée sur mon genou, et cherchant à la faire plier ; je produisis une vive douleur et je sentis que la soudure n'était pas solide. Je remis le membre dans un nouveau bandage que mon malade conserva un mois encore. L'année d'après, Romasini, fut déclaré bon pour le service au conseil de révision.

OBSERVATION VIII.

Large ouverture de l'articulation de la deuxième phalange du pouce. — Conservation du doigt.

Millafaux, 64 ans, demeurant à Parlanges, commune de Chabeuil, est mordu par son mulet au pouce droit, le 11 décembre 1882.

Les tissus, y compris les ligaments latéraux et le tendon de l'extenseur sont divisés au niveau de l'articulation de la phalange avec la phalangine. L'articulation est largement ouverte, la phalangine n'est retenue que par un lambeau antérieur. La conservation du doigt me parut impossible ; je m'apprêtais à achever l'amputation d'un coup de ciseau, quand, réflexion faite, je pensai que, sans danger pour le malade, je pourrai aussi bien détacher ma phalangine un autre jour quand je la verrais mortifiée.

Voici le pansement que je mis en place : après avoir bien nettoyé la cavité articulaire, je rapprochai très exactement les tissus divisés ; je plaçai une petite attèle sur la face palmaire du pouce. Cette petite attèle descendait jusqu'au

niveau du carpe. Pendant qu'un aide maintenait le tout
en place, je recouvrai le doigt et la petite attèle de petits
morceaux de coton imbibés d'eau phéniquée. Ces morceaux
de coton mouillés étaient d'abord effilés dans les doigts,
de façon à faire l'office d'une petite bandelette qui pouvait
faire deux ou trois fois le tour du doigt. J'eus soin de
laisser libre la partie terminale de la phalangine. Je formai
ainsi une sorte de manchon adhérent, qui devint très
solide en se desséchant. J'immobilisai aussi l'avant-bras et
je plaçai une écharpe.

Le 14 décembre, le malade me dit avoir peu souffert. Je
piquai la pulpe du pouce avec une aiguille. Elle ne me
parut pas insensible. Je laissai tout en place.

Le 28 décembre je me décidai à changer le pansement.

Après avoir conseillé un bain tiède local d'une heure,
je parvins non sans peine à délivrer le pouce du coton
desséché et durci qui l'entourait. La cicatrisation était
très avancée ; elle n'avait pas été entravée par le contact
permanent de la petite quantité de pus et de sang prove-
nant de la plaie.

J'évitai le plus possible tous les mouvements en refai-
sant un nouveau bandage. Le 1er février, c'est-à-dire
moins de deux mois après l'accident, le malade fut débarrassé de son appareil, la guérison était complète, mais
avec ankylose de l'article.

OBSERVATION IX.

*Luxation de la deuxième phalange du pouce issue de cette
phalange ; guérison sans ankylose.*

Mme Chauvet, 54 ans, habite Montélier (Drôme) ; femme

d'une santé médiocre, elle travaille beaucoup et se nourrit très mal.

Chute sur la glace le 5 janvier 1883, la main droite étant projetée en avant, le pouce heurte le sol et sa deuxième phalange se luxe en arrière en déchirant la peau dans une étendue de 1 centimètre environ. La surface articulaire et l'extrémité articulaire dans une longueur de 1 centimètre, font issue à travers cette espèce de boutonnière.

Je fais la réduction six heures après l'accident, j'imbrique des lambeaux de coton imbibés d'eau phéniquée, ainsi que je l'ai expliqué dans l'observation précédente ; puis j'immobilise tout ce membre jusqu'à l'épaule exclusivement. Il n'y a eu ni douleur, ni mouvement fébrile ; l'appareil est resté en place cinquante jours sans qu'on l'ait touché. A ce moment, et depuis plusieurs jours déjà, la cicatrice était solide, les mouvements sont revenus peu à peu dans l'article ; aujourd'hui, 18 juillet, ils sont à peu près normaux.

RÉFLEXIONS.

Dans les premières années de ma pratique à la campagne, j'employais dans les fractures compliquées le bandage provisoire, coussinets, attelles et lacs. Quelquefois j'appliquais le scultet. Chaque jour j'ouvrais mon bandage pour surveiller la plaie. Je cherchais à combattre l'inflammation, le déplacement des fragments et le gonflement du membre. Comme conséquence de ce traitement, j'avais toujours des abcès, des décollements, des fusées purulentes, quelquefois des nécroses et des érysipèles. Mes malades ne guérissaient qu'après plusieurs mois de souffrances.

Bien des malades sont encore traités de cette façon, aussi je crois que pour beaucoup de nos confrères il n'est pas inutile de répéter ici ce que vous savez, Messieurs, depuis longtemps que l'immobilité pour les plaies osseuses comme pour celles des parties molles est le meilleur préservatif des processus morbides qui entraînent les accidents dont je viens de parler. En effet, dès le début de l'accident, après que l'écoulement de sang est arrêté, un travail plastique s'établit autour de la plaie, travail plastique qui oppose une barrière aux éléments septiques et infectants produits au niveau de la plaie. C'est à ce moment que l'immobilité est d'une importance capitale, car c'est surtout à ce moment que les éléments septiques ont le plus d'activité.

Avec l'ancienne méthode, à chaque pansement, chaque fois qu'on veut examiner la partie blessée, il se produit des déchirures de tissus, des hémorrhagies capillaires, les coagulums peuvent se détacher, la porte est ouverte à l'absorption; de là les décollements, les fusées et quelquefois l'infection purulente.

Ces considérations, unies aux leçons de l'expérience, nous prouvent que l'immobilisation est urgente, qu'elle est le meilleur préservatif des accidents inflammatoires; de plus, elle combat la douleur, à la condition toutefois qu'une épaisse couche d'ouate recouvre le membre.

Règles à suivre dans l'application du bandage silicaté.

Pour les raisons que nous avons indiquées sommairement plus haut, il faut appliquer l'appareil le plus tôt possible après l'accident.

Pour immobiliser sérieusement et efficacement, il faut faire remonter très haut l'appareil contentif. Pour les lésions du cou-de-pied et du pied, on remontera jusqu'à la hanche exclusivement ; pour les lésions du genou, on immobilisera le bassin ; pour celles du coude, on comprendra, comme nous l'avons fait (observ. II), l'avant-bras, le bras et le tronc dans le bandage. On placera, aussi régulièrement que possible, une couche de ouate de cinq ou six centimètres d'épaisseur sur le membre, puis on appliquera les bandes de tarlatane imbibées de silicate de potasse. Il faut environ quinze bandes de 10 mètres pour le membre inférieur.

Dans les fractures graves du membre inférieur, il est souvent utile de placer dans la grande goutière Bonnet le malade déjà muni d'un appareil inamovible.

Une fois l'appareil en place, consolidé instantanément au moyen d'attelles rigides, on surveille l'état du blessé au moyen du pouls et de la température. Si l'on soupçonne quelques complications, il ne faut pas hésiter à faire une large fenêtre. Il faut cependant savoir une chose, c'est que, dans les grands traumatismes, les premières nuits sont toujours mauvaises, et qu'il faut savoir résister aux plaintes, souvent exagérées, du malade. Le bandage est rarement coupable, en tout cas il faut bien se garder de l'ouvrir dans toute sa longueur, ainsi que je l'ai vu pratiquer quelquefois. Si le bandage est bien fait, c'est-à-dire si on a mis suffisamment de coton (il en faut environ 750 grammes pour le membre inférieur), s'il n'est pas survenu un déplacement dans les fragments, il faut attendre et surveiller ; on peut, du reste, le plus souvent, corriger une déviation, éviter une perforation de la peau sans détruire le bandage. Si la fenêtre a été faite avec soinquand la dessiccation était complète, elle suffira pour parer à la plupart de ces accidents.

Cependant, dans bien des circonstances, on comprend qu'il faille faire de la traction continue pour prévenir le raccourcissement et certaines déviations ; alors, avant de faire le bandage, on applique sur la peau les bandelettes de diachylon destinées à la traction, puis on referme le tout sous le coton et les bandes silicatées. Quand l'appareil est sec, on découvre la face plantaire du pied, on dégage le talon, on protège le pied contre tout déplacement latéral et on applique la traction sur l'étrier de diachylon.

Un moyen aussi simple qu'efficace pour opérer la contre-extension, c'est d'incliner légèrement du côté des épaules le plan sur lequel repose le malade ; après avoir paré aux premiers accidents, quand la cicatrisation est en bonne voie, il faut, de bonne heure, songer aux raideurs articulaires et aux atrophies musculaires. On devra s'occuper de toutes les articulations dont les mouvements sont empêchés par le bandage. A cet effet, on le fendra dans toute sa longueur ; si le membre est encore trop malade pour être sorti de l'appareil, on imprimera des mouvements doux et lents aux articulations sur lesquelles on pourra agir, tout en faisant appliquer les deux mains d'un aide sur le membre, pour éviter les mouvements dans la partie lésée. Ces mouvements sont d'une importance extrême et doivent être commencés le plus tôt possible, vers le deuxième mois en général. Aussitôt les mouvements effectués, on referme le bandage au moyen de liens circulaires ou d'une bande roulée.

Plus tard, quand on pourra sortir le membre du bandage, on fera du massage pour dissiper l'engorgement périarticulaire avant de procéder aux mouvements artificiels. Plus tard encore on fera le massage et les mouvements sous une douche chaude. La douche a ceci de particulier qu'elle insensibilise en quelque sorte les articulations et qu'elle permet au patient de supporter des mouvements forcés qui lui arracheraient des cris dans d'autres conditions. J'ai moi-même, maintes fois, vérifié cette action anesthésique de la douche; à Aix, en Savoie, où le traitement bien surveillé donne des résultats étonnants au point de vue du rétablissement des fonctions du membre, à Aix on trouve de bons masseurs, de l'eau thermale à profusion et une installation admirable.

A la douche et au massage on ajoute le bertholet : c'est ainsi qu'on nomme le bain de vapeur local. Le membre emprisonné dans un manchon de caoutchouc reçoit un courant continu de vapeur thermale qui le congestionne fortement; c'est encore un moyen puissant d'activer la vitalité des tissus et de dissiper ces engorgements si persistants autour des articulations atteintes par le traumatisme ou trop longtemps immobilisées.

Malgré toutes les précautions, en employant même l'électricité sous le bandage, il se produit constamment de l'atrophie du membre. Cette atrophie, plus ou moins prononcée, suivant les cas, n'entraîne pas la claudication, toujours produite par les raideurs articulaires ou le raccourcissement du membre; elle produit un degré plus ou moins prononcé de faiblesse dans le membre ; il sera très utile de chercher à la combattre encore après avoir épuisé la série des moyens indiqués, en ayant recours à la gymnastique et surtout à l'escrime, s'il est possible d'en faire faire à son malade.

CONCLUSIONS.

Les résultats heureux obtenus dans les cas les plus graves, par la méthode qu'on a appelée occlusion inamovible, me permettent de poser les règles suivantes pour la conduite à suivre dans le cas de fractures compliquées, alors toutefois qu'il est permis d'espérer la conservation du membre :

1º Réduction, pansement de la plaie, immobilisation absolue et immédiate, le membre entièrement emprisonné dans la ouate comme pour une fracture simple.

2º Ouverture du bandage, mais seulement au niveau de la lésion, dès que l'appareil est bien sec, pour peu que l'on soupçonne un déplacement ou une complication.

3º Ouverture du bandage à la fin de la première quinzaine, toujours au moyen d'une simple fenêtre, afin de vérifier ce qui se passe et par la vue et par le toucher. Il est temps encore à ce moment de remédier aux accidents que rien ne paraissait devoir faire soupçonner.

4º Mouvements artificiels dans toutes les articulations condamnées à l'immobilité par le bandage aussitôt que possible.

www.ingramcontent.com/pod-product-compliance
Lightning Source LLC
LaVergne TN
LVHW011032050726
842519LV00004B/1345